Monika Grande

# Sommerblues - Smoothies

50 leichte Powerdrinks aus der Natur

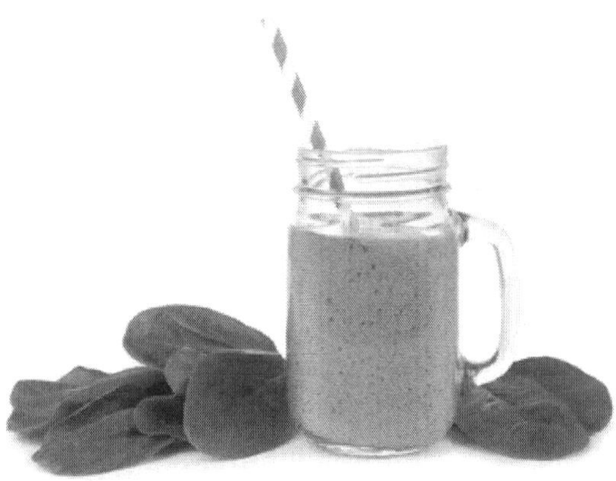

Sommerblues Smoothies – 50 leichte Powerdrinks aus der Natur
Monika Grande

ISBN-13: 978-1508848011

Titelgestaltung: Monika Grande
Titelbild © Jenifoto - Fotolia.com © cook_inspire - Fotolia.com

© Dmitry Ersler - Fotolia.com © saschanti - Fotolia.com © fortyforks - Fotolia.com © denio109 - Fotolia.com © Jiri Hera - Fotolia.com © karepa - Fotolia.com © Lukas Gojda - Fotolia.com © bit24 - Fotolia.com © Doris Heinrichs - Fotolia.com © severga - Fotolia.com © margo555 - Fotolia.com © robcartorres - Fotolia.com

## Inhaltsverzeichnis


| | |
|---|---|
| Vorwort | Seite 04 |
| Die Wiederentdeckung der Jahreszeiten | |
| Wann gibt es was? | Seite 07 |
| Und los geht's mit meinen Lieblingsrezepten | Seite 12 |
| Grüne Smoothies für die Balance | Seite 12 |
| Bunte Smoothies – Fruchtpower im Glas | Seite 25 |
| Powersmoothies für mehr Energie | Seite 32 |
| Fragen und Antworten | Seite 50 |
| Nachwort | Seite 55 |


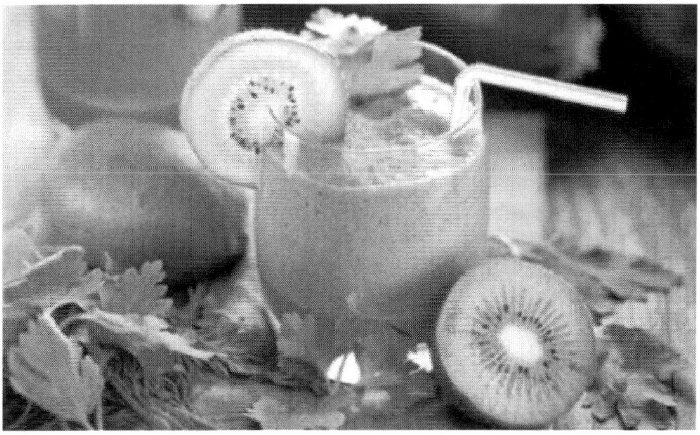

# Vorwort

Genussvoll und gleichzeitig gesund leben war noch nie so einfach wie heute. Die Auswahl und Qualität der Lebensmittel machen es leicht, seinen Körper mit allen Vitaminen, Mineralstoffen und Ballaststoffen zu versorgen, die er braucht.

Gesund und lecker geht nicht? Und ob das geht!

Selbst bittere Blattgemüse werden zusammengemixt mit Obst und liebevoll verfeinert zu einem wohlschmeckenden Powerdrink. In diesem Buch soll es darum gehen, welche Smoothies im Frühjahr die Freude auf den Sommer verkürzen und Sie unbeschwert und leicht über den Sommer hin begleiten können.

Ob grüne Smoothies, bunte Obstsmoothies oder Power-Smoothies mit Mandelmilch, Kefir oder Joghurt, als leichte Mahlzeit im Hochsommer, der Phantasie sind in der Zubereitung keine Grenzen gesetzt. Genau genommen, ist jeder einzelne für sich ein wahrer Powersmoothie. Auf Zusätze wie Vanilleeis, zuckerhaltige Joghurts, Marmeladen, sowie Zusätze, die jede Herstellung erschweren und Rezepte kompliziert machen, möchte ich in den Rezepten komplett verzichten. Sicher schmeckt das hervorragend, meine Motivation Smoothies zu trinken ist neben der Vitalstoffvielfalt aber auch, mich leicht zu ernähren und ein paar über den Winter gesammelte Pfunde zu verlieren und ein schnelles, leckeres Ergebnis zu erzielen.

Mein besonderes Augenmerk liegt auf den Obst- ,Gemüsesorten und Blattsalaten, die im Frühjahr und Sommer, in den Monaten April bis September in heimischen Landen geerntet werden, denn nichts ist so reichhaltig und gesund wie ein bis zum Ende gereiftes Obst.

Normalerweise ist alles, was gut ist teuer, bei Obst und Gemüse ist es wunderbarerweise genau andersherum. Wenn die Qualität und Verfügbarkeit am besten ist, sind sie am billigsten, weil sie genau dann geerntet werden und ein üppiges Angebot den Preis nach unten drückt. Im Sommer ist es leicht an saisonales Obst und Blattgrün heranzukommen, aber auch schon in den Übergangsmonaten, ist weit mehr verfügbar, als man sich spontan vorstellen kann. Hinzu kommen eine Vielzahl an Obst- und Gemüsesorten, die sich einfach lagern lassen, wie Äpfel, Rote Beete oder Karotten.

Natürlich sind aber auch exotische Obstsorten, wie z.B. Bananen, Orangen, Melonen, Avocados, Grapefruit und Kiwis von unserem Speiseplan nicht mehr wegzudenken und finden in vielerlei Smoothies ihre Verwendung.

Die permanente Verfügbarkeit macht es oft schwer über die Qualität zu urteilen, in diesem Buch werde ich versuchen, die Sinne zu schärfen, was bei uns zu Hause direkt frisch, am besten ohne lange Transportwege verfügbar ist und wann welche Zutat auf ihrem Speiseplan stehen sollte. Das spart nicht nur Geld, sondern erhöht auch den gesundheitlichen Benefit.

Auf das Smoothie Basiswissen möchte ich hier verzichten und schneide es nur an, wen das umfangreicher interessiert, dem möchte ich gerne mein Buch: „Grüne Smoothies – Der Powerdrink aus der Natur" ans Herz legen, da finden Sie mitunter detailliertere Erklärungen, gegliederte Inhaltsstoffe und weitere 85 reine Grüne Smoothie Rezepte.

## Rohkost macht glücklich

Unser Körper hat sich an das Leben in der Zivilisation und der einhergehenden Veränderungen weitestgehend angepasst. Doch gekochte, gebackene oder gebratene, meist allein durch den Herstellungsprozess vitalstoffarme Lebensmittel, die wir hastig in der Mittagspause hinunterschlingen, gepaart mit zu wenig Bewegung und Stress, machen uns auf Dauer krank. Daran hat sich unser Organismus bis heute nicht angepasst und ist auf dem Stand eines Steinzeitmenschen stehen geblieben.

Unverfälschte, lebendige Nahrungsmittel ermöglichen es Vitamine, Mineralstoffe und Spurenelemente in hoher Konzentration zu uns zu nehmen, die viele Lebensmittel durch Erhitzung oft verlieren.

„Du bist was du isst", ist weit mehr als ein Slogan. Für unser seelisches Stimmungsbarometer ist ganz entscheidend was wir essen. Unsere Nahrung sollte aus rohen, vitalstoffreichen, pflanzlichen und nicht erhitzten Lebensmitteln bestehen. Das heißt natürlich nicht, dass wir nichts mehr kochen sollen, aber das Bewusstsein zu schärfen und uns klar zu machen, dass Smoothies weit mehr als schmackhaft sind, sondern maßgeblich dazu beitragen unser Immunsystem zu stärken, Herz-Kreislauf-Erkrankungen und weiteren Zivilisationskrankheiten vorzubeugen, zeigen die Bedeutung für eine vielseitige ausgewogene Ernährung. Smoothies halten uns langfristig vital und gesund!

Und jetzt will ich Sie, damit erst gar kein Sommerblues entstehen kann, in die einfache Vielfalt der Smoothie Welt entführen, die ohne zu belasten, Farbe in Ihr Leben bringen.

Denn gesund leben macht Spaß!

Monika Grande

## Die Wiederentdeckung der Jahreszeiten

### Wann gibt es was?

Kaum hat man die grauen und kalten Wintermonate hinter sich gebracht, verlangt der Körper auch schon nach mehr Frische. Es riecht nicht nur nach Frühling auch die Vegetation verabschiedet sich vom Winter, alles wird grün, bunt, und Monat um Monat reifen mehr Obstsorten, Gemüse und Blattgrün heran, die wir frisch um die Ecke kaufen können.

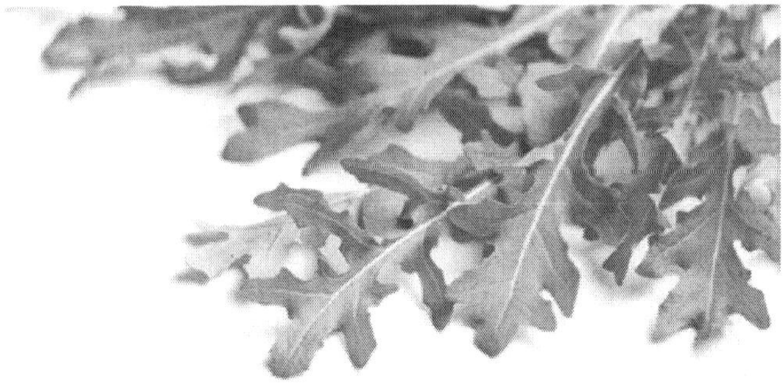

### Blattgrün

Chicorée – Oktober bis April

Feldsalat – Oktober bis April

Kopfsalat – Mai bis Oktober

Rucola – Mai bis Oktober

Endiviensalat – Mai bis Dezember

Eichblattsalat – Mai bis Oktober

Lollo Rosso – Mai bis Oktober

Chinakohl – Juni bis Dezember

Radiccio - August bis November

Eisbergsalat – Juni bis Oktober

Löwenzahn – Ende Februar bis Juni, dann werden die Blätter bitter

Brennnessel – Februar bis Juni

Sauerampfer – April bis November

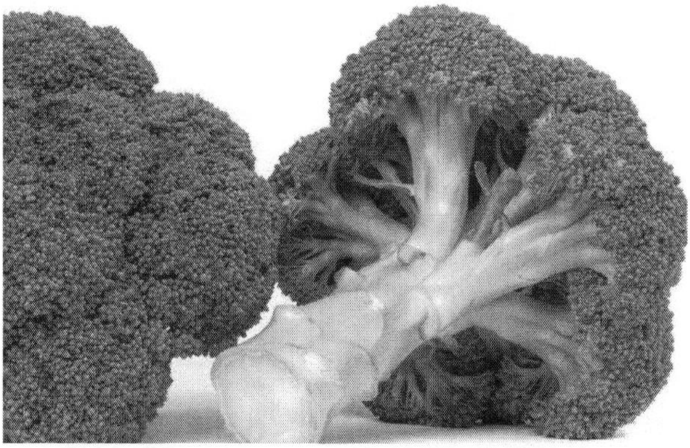

## Gemüse

Tomaten – Juli bis Oktober

Spitzkohl – März bis Mai, September bis November

Wirsingkohl – Mai bis Februar

Spinat – März bis Mai, September bis November

Grünkohl – November bis März

Weisskohl – Juni bis November

Rosenkohl – Oktober bis März

Staudensellerie – Juli bis Oktober

Brokkoli – Juni bis Oktober

Gurke – Juni bis Oktober

Rote Beete – Juli bis November

Zucchini – Juni bis Oktober

Kohlrabi – Mai bis Oktober

Möhren – Juni bis Oktober

Mangold – Mai bis Oktober

Paprika – Juli bis Oktober

Avocado – ganzjährig, die Qualität ist von Juni bis in den Herbst hinein am besten

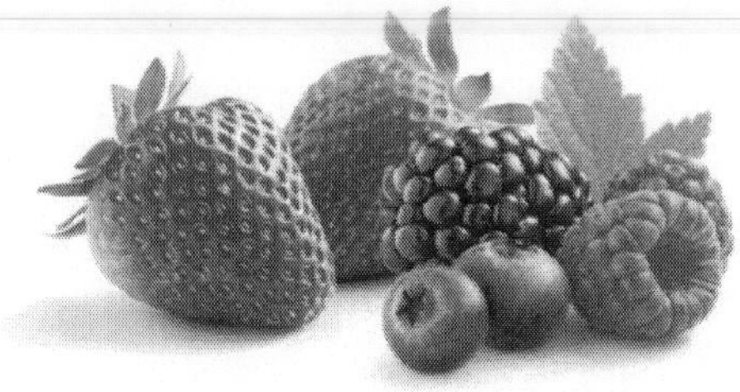

## Obstsorten

Leider reifen die meisten Obstsorten in heimischen Landen nur in den absoluten Hochsommermonaten. Im Frühling ist man, um sich ausreichend mit Vitaminen zu versorgen, gezwungen auf Tiefkühlware oder Importware zurückzugreifen. Aber auch Importware hat oft eine „Saison" in der die Früchte besser und gleichzeitig billiger sind.

Erdbeere – April bis Juni

Apfel – Juli bis November

Birne – August bis November

Traube – September bis Oktober

Kirsche – Juni bis August

Himbeere – Juni bis August

Granatapfel – September bis Dezember

Melone – August bis September

Banane - ganzjährig

Kiwi - ganzjährig

Avocado - ganzjährig

Mango - ganzjährig

Ananas – ganzjährig

Grapefruit - ganzjährig

Orange – Oktober bis Mai

Dattel – August bis Januar

Feige – August bis Januar

Kokosnuss - ganzjährig

Weitere Zutaten, wie Joghurt, Quark, Hafermilch, Buttermilch, Kefir, Kokosmilch oder Nüsse, sind ganzjährig erhältlich und machen den Smoothie etwas gehaltvoller, man bleibt länger satt. Außerdem enthalten sie wertvolles Eiweiss, ungesättigte Fettsäuren und Ballaststoffe.

Und los geht's mit meinen Lieblingsrezepten!

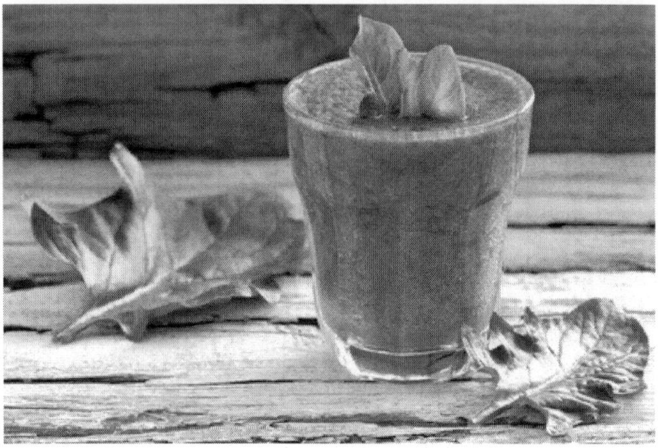

## Grüne Smoothies für die Balance

„Es gibt eine Kraft aus der Ewigkeit und diese Kraft ist grün."

(Hildegard von Bingen)

Reich an Chlorophyll versorgen uns grüne Smoothies mit allen wichtigen Vitalstoffen, sind reich an Antioxidantien und das ohne zu beschweren. Nie war es einfacher und schmackhafter freie Radikale einzufangen, sein Immunsystem zu stärken und die Verdauung zu fördern. Dazu noch spielend leicht, einfach und schnell herzustellen. Die grobe Faustregel lautet 50% Blattgrün werden im Mixer mit 50% Obst gemixt.

Das Ergebnis ist ein wohlschmeckender Blattgrün-Obst-Mix, der es uns leicht macht, die Menge an Vitaminen und Mineralstoffen, die unser Körper für maximale Vitalität braucht, einzunehmen. Noch dazu roh, genießen wir so alles Gute was in den Zutaten steckt.

Da in den Frühlingsmonaten leider noch nicht viel frisches einheimisches Obst zu Verfügung steht greife ich gerne zu Lageräpfeln, Importware oder Tiefkühlware. Gefrorene Früchte haben nicht nur den Vorteil, dass sie quasi immer verfügbar und über Monate hinweg haltbar sind, sondern sie sind genauso reich an Vitaminen wie frisches Obst. Wer im Sommer aus dem eigenen Garten eine Fülle an frischen Beeren erntet, kann diese auch selbst einfrieren und so für die weniger üppigen Monate vorsorgen.

## Kiwi-Soul

Starten Sie fit und dynamisch in den Tag mit einem wahren Vitamin-C Kick! Dieser Smoothie bringt Sie auf Trab und wirkt belebend für Körper und Geist.

1 Handvoll Baby-Blattspinat

1 Kiwi

1 Apfel

1 Orange

Saft einer ½ Zitrone

Wasser nach Belieben

Das Obst schälen, die Zitrone auspressen, die Zutaten etwas zerkleinern und im Mixer pürieren.

## Der Fitmacher

Rucola wird ab Mai bei uns geerntet, ist reich an Calcium und Eisen und sorgt mit seinem würzigen Eigengeschmack für eine ganz eigene Note. Die Avocado sorgt mit ungesättigten Fettsäuren, Aminosäuren, und einem breit gefächerten Mineralstoff- und Vitaminkomplex für weit mehr als einen cremigen Genuss.

Dieser Smoothie ist Gesundheit pur!

1 Handvoll Rucola

1 Paprika

1 Orange

½ Avocado

Saft einer halben Zitrone

½ cm Stück Ingwer

Nach Belieben salzen

Wasser

Die Paprika schneiden, aushöhlen und von den Kernen befreien, dann mit dem Fleisch der Avocado und der geschälten Orange zusammen mit den anderen Zutaten im Mixer pürieren.

## Power-Smoothie

Staudensellerie besteht nicht nur zu 90% aus Wasser und hat kaum Kalorien, sondern ist besonders reich an Kalium, Natrium und Calcium und Vitaminen und regt den Stoffwechsel an.

2 Stangen Staudensellerie mit Blättern

½ Bund Petersilie

2 Grapefruits

Wasser

Die Grapefruit schälen, alles mixerfertig zerkleinern und mit den anderen Zutaten im Mixer pürieren.

## Alles Kohl oder Was?

Der Spitzkohl ist bereits im Frühjahr frisch vom Acker ein Genuss. Spitzkohl ist reich an Chlorophyll, Vitamin B1 und Vitamin B2, Kalium und Betacarotin. Dieser Smoothie ist in Kombination mit dem vitaminreichen Obst ein vitalisierendes Allroundtalent.

4-5 Blätter Spitzkohl

1 Banane

½ Ananas

½ cm Stück Ingwer

Wasser

Die Banane, Ananas und den Ingwer schälen und mit den übrigen Zutaten im Mixer pürieren.

## Deftige Frische

Die Frische der Tomaten trifft die Cremigkeit der Avocado und macht diesen Smoothie zu einem wohlschmeckenden, erfrischenden Geschmackserlebnis. Basilikum gibt dem Smoothie einen Hauch mediterranes Flair und wirkt mit seinen ätherischen Ölen entzündungshemmend und beruhigend.

1 Handvoll Romanasalat oder Ackersalat

2 Strauchtomaten

½ Avocado

½ Bund Schnittlauch

5-6 Basilikumblätter

Saft einer halben Zitrone

Die Avocado halbieren und auslöffeln, die übrigen Zutaten mixerfertig zerkleinern und mit den übrigen Zutaten im Mixer pürieren.

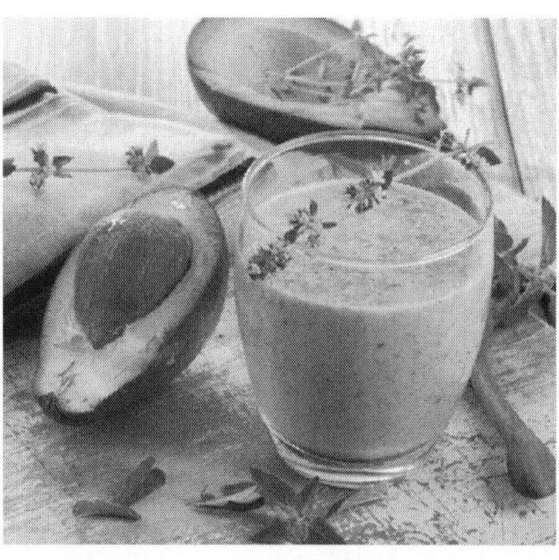

## Löwenzahn-Power

Völlig zu Unrecht als Unkraut beschimpft, erfreut uns gerade der Löwenzahn im Frühjahr mit einer ungeahnten Fülle an gesunden Inhaltstoffen. Er ist reich an Beta-Carotin, Magnesium, Calcium, Eisen und vielem mehr, Löwenzahn entgiftet, wirkt vorbeugend gegen Krebs und ist gut für die Verdauung.

1 Handvoll Löwenzahn

1 Handvoll Salat (z.B. Eisbergsalat, Endiviensalat)

1 Mango

1 Banane

Wasser

Den Löwenzahn waschen, die Mango schälen und entkernen, die Banane schälen, alle Zutaten etwas zerkleinern und im Mixer cremig pürieren.

## Slim-Fit

Dieser Smoothie ist ein wahrer Fettburner, zudem reich an Antioxidantien und Vitamin C. Damit bekommen Sie schnell Ihre Bikinifigur zurück. Da es davon ruhig etwas mehr sein darf reicht das Rezept für 2-3 Portionen.

2 Handvoll Blattsalat (z.B. Feldsalat, Endiviensalat, Eichblattsalat)

2 Äpfel

Saft einer Zitrone und Wasser

Die Äpfel entkernen, die Zitrone auspressen und alles zusammen im Mixer pürieren.

## Einfach und Gesund

Spinat enthält nicht nur Eisen, sondern ist auch besonders reich an Vitamin K, Betacarotin, Magnesium und Ballaststoffen. Orange und Zitrone sind reich an vielen Vitaminen, besonders an Vitamin C und stärken vor allem das Immunsystem.

1 Handvoll Radieschenblätter

1 Handvoll  Blattspinat

1 Orange

1 Apfel

½ gepresste Zitrone

Wasser

Die Orange und den Apfel schälen und zerkleinern, die Zitrone auspressen und mit den anderen Zutaten im Mixer pürieren.

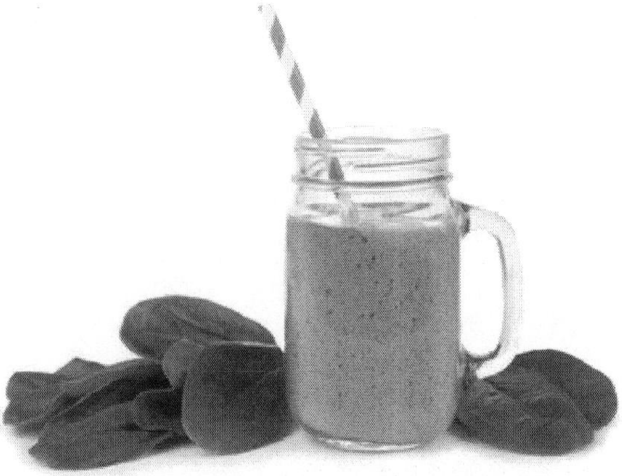

## Der Allrounder

Hier ist alles drin: Antioxidantien, Vitamine und Mineralstoffe! Trauben regen die Zellerneuerung an, fördern die Verdauung stärken das Immunsystem und schmecken nach Sommer pur.

5-6 Rote-Bete Blätter

1 Handvoll Ackersalat

1 gefüllte Handvoll Trauben

1 Birne

1 Banane

Wasser

Die Banane schälen, etwas zerkleinern und gemeinsam mit den übrigen Zutaten im Mixer pürieren.

## Gesund und leicht

Ab Juni kommt der Chinakohl frisch auf den Tisch und in ihm steckt weit mehr als man vermutet. Reich an Folsäure, Vitamin B und Vitamin C besteht er zu 94% aus Wasser und verspricht daher einen leichten Genuss.

3-4 Blätter Chinakohl

1 Handvoll Baby Blattspinat

1 Banane und 1 Apfel

½ Zucchini

Die Banane schälen, den Apfel entkernen, alle Zutaten mixerfertig zerkleinern und im Mixer pürieren.

## Spritzige Erfrischung

Gesund und spritzig ist dieser Smoothie mit angenehmer Süße und leichter Würze, die durch die im Rucola enthaltenen Senföle entsteht. Darüber hinaus liefert Rucola wertvolles Eisen, Calcium und Kalium, Vitamin C und Vitamin A und wirkt mit seinen Antioxidantien als freier Radikalenfänger.

1 Handvoll Kopfsalat

1 kleine Handvoll Rucola

¼ Wassermelone

1 Pfirsich

Saft einer halben Limette oder Zitrone

Die Zutaten waschen, die Wassermelone von der Schale befreien und etwas zerkleinern, dann mit den übrigen Zutaten im Mixer pürieren.

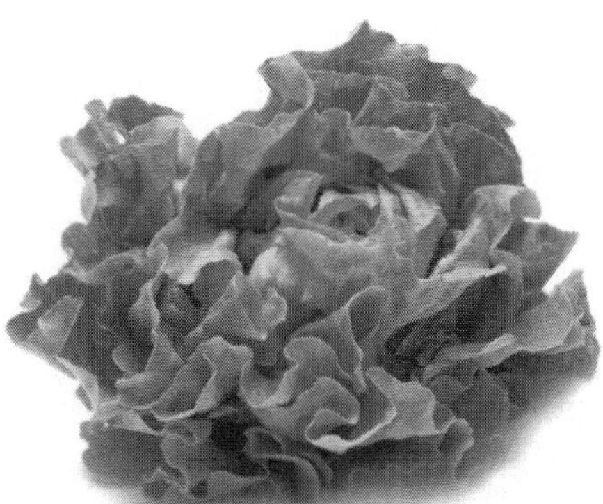

## Minzige Würze

Reich an ätherischen Ölen erfrischt die Minze nicht nur die Geschmacksknospen, sondern auch den Geist, erhöht die Konzentrationsfähigkeit, hilft bei Kopfschmerzen und Verspannungen.

6-8 Blätter Spitzkohl

10-12 Minzblätter

2 Birnen

Wasser

Die Zutaten waschen und kleinschneiden, die Birnen entkernen und alles zusammen im Mixer pürieren.

## Grün und deftig

In Juni werden die ersten Zucchini geerntet und schon landet ein deftiger, leckerer und würziger Gemüsesmoothie im Glas. Zucchini sind leicht verdaulich, zudem reich an Calcium, Eisen, Eiweiß, Magnesium und Vitaminen und stärken das Immunsystem.

½ Zucchini

1 Handvoll Blattsalat

½ Knoblauchzehe

½ cm Stück Ingwer

Nach Belieben mit Himalaya-Salz würzen/ Wasser hinzugeben

Den Knoblauch und Ingwer schälen und mit den übrigen Zutaten im Mixer pürieren.

## Entschlackung-Pur

Dieser Smoothie ist ein echter Entschlackungsprofi!

Brennnesseln sind sogenannte Nitratsammler, wenn Sie aber die jungen Blätter bei sonnigem Wetter ernten, dann landen deutlich weniger Nitrate im Glas. Neben einer unglaublichen Vitalstoffdichte haben Brennnesseln eine harntreibende Wirkung und unterstützen auf natürliche Weise die Verdauung.

1 Handvoll Brennnesselblätter

1 Handvoll Erdbeeren mit Grün

1 Karotte

½ Salatgurke

½ cm Ingwer

Wasser

Die Brennnesseln waschen, wer möchte kann mit einem Nudelholz darüber rollen, das zerstört die Härchen bereits vor dem Mixen, die übrigen Zutaten etwas zerkleinern, den Ingwer schälen, dann alles gemeinsam im Mixer pürieren.

## Brokkoli-Blues

Brokkoli liefert jede Menge Vitamin C, Kalium, Eisen, Calcium, Magnesium und Folsäure und stärkt so das Immunsystem. Zudem ist Brokkoli reich an Antioxidantien, senkt den Cholesterinspiegel und wirkt entzündungshemmend.

1 Handvoll Endiviensalat

2-3 Röschen Brokkoli

1 Apfel

Koriander nach Geschmack

Saft einer Limette

Wasser

Den Apfel schälen entkernen die Limette pressen und mit den übrigen Zutaten im Mixer pürieren.

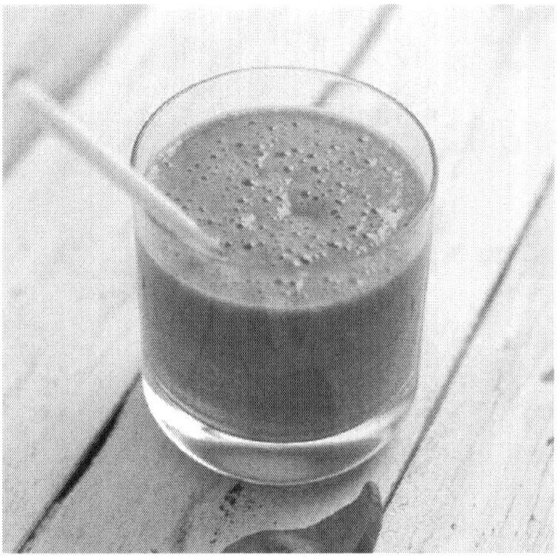

## Sauerampfer-Blues

Kaum ist Frühjahr wächst auch der Sauerampfer wieder.

Er fördert die Verdauung und wirkt blutreinigend, zudem ist er reich an Vitamin C und Eisen. Aufgrund der enthaltenen Oxalsäure sollte man Sauerampfer, genau wie Blattspinat, aber nicht täglich auf den Speiseplan stellen und die Oxalsäure armen, jungen Blätter verwenden.

1 Handvoll Sauerampfer

1 Handvoll Beeren (z.B. Brombeeren, Heidelbeeren, Himbeeren)

½ Avocado

2 Orangen

Wasser

Die Avocado halbieren, den Kern auslösen und eine Hälfte auslöffeln, die Orangen schälen und mit den übrigen Zutaten im Mixer pürieren.

# Bunte Smoothies – Fruchtpower im Glas

*"Gesundheit ist nicht alles, aber ohne Gesundheit ist alles nichts."*

*(Arthur Schopenhauer)*

Der pure Sommer in einem Glas! Reich an Vitaminen, versüßen uns bunte Obstsmoothies nicht nur den Tag, sondern machen gute Laune und stärken die Vitalität. Im Gegensatz zu grünen Smoothies haben reine Obstsmoothies durch den Fruchtzucker deutlich mehr Kalorien, also genießen Sie nicht mehr als 1-2 Gläser und ersetzen auch einfach mal ein Frühstück oder Mittagessen damit. Ich mixe sehr gerne auch mal ein bisschen Gemüse wie Tomaten oder Karotten dazu, statt ausschließlich Obst und lande so nicht in der Kalorienfalle.

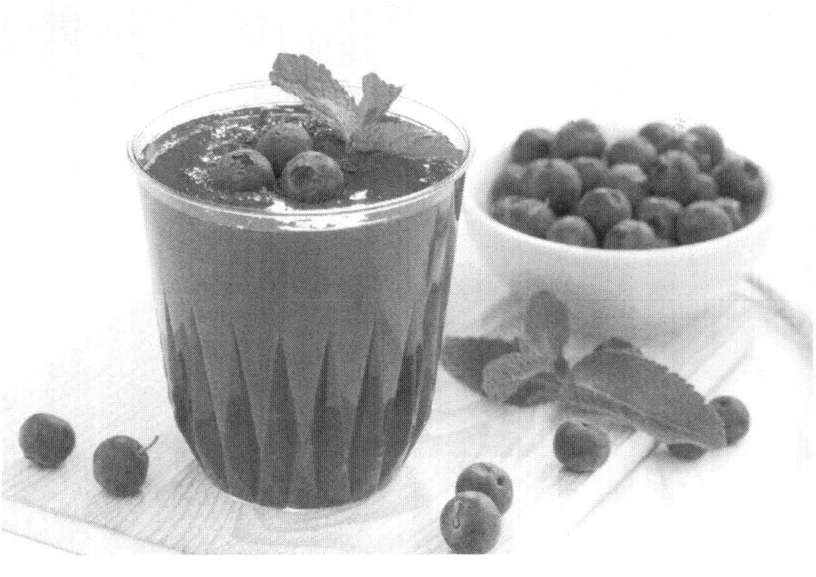

## Bitter-Süsser Genuss

Erfrischend und reich an Vitaminen und Mineralstoffen, macht dieser Smoothie Lust auf mehr!

2 Grapefruits

1 Banane

½ Mango

2 Karotten

Wasser oder crushed Eis nach Belieben

Grapefruit und Banane schälen, das Fleisch der Mango vom Kern schneiden, zerkleinern und im Mixer pürieren

## Honigmelonen-Soul

Melonen sind vor allem für eines bekannt, ihren erfrischenden Geschmack und ihre milde Süsse. Dabei enthalten sie neben Wasser viele Vitamine wie Provitamin A, Vitamin C und Mineralstoffe wie Kalium, Magnesium, Calcium und Eisen. Gesund und lecker in einem, bringen sie uns leicht über den Sommer.

½ Honigmelone oder Galiamelone

1 Handvoll Beeren (z.B. Blaubeeren, Himbeeren, Brombeeren)

1 Orange

Saft einer halben Zitrone

Wasser oder crushed Eis

Die Honigmelone von der Schale lösen, die Orange schälen und mit den weiteren Zutaten im Mixer pürieren.

## Vitamin-Granate

Ein wunderbarer Vitamincocktail, darüber hinaus ist er reich an Magnesium, Calcium, Kalium. Die gefrorene Banane macht den Smoothie kühler und noch cremiger.

1 gefrorene Banane

2-3 Kiwis

2 Handvoll Beeren (z.B. Johannesbeeren, Erdbeeren, Himbeeren)

Wasser

Die Banane leicht antauen lassen und schälen, die Kiwis schälen, zerkleinern und mit den anderen Früchten im Mixer cremig pürieren.

## Genussvolle Entschlackung

Ananas fördert die Verdauung, die Äpfel liefern wertvolle Ballaststoffe und sorgen für Sättigung. Das in Äpfeln enthaltene Pektin nimmt im Körper Giftstoffe auf und transportiert sie ab.

½ Ananas

2 Äpfel

1 Handvoll Beeren (z.B. Erdbeeren, Blaubeeren, Himbeeren)

Wasser

Die Ananas schälen, die Äpfel vom Kerngehäuse befreien dann alles zusammen im Mixer pürieren.

## Brombeer-Kuss

Dieser Smoothie schmeckt nach Sommer! Im August ist das Angebot an Beeren riesengroß. Alternativ können auch Erdbeeren, Himbeeren, Johannesbeeren oder ein kleiner Beeren-Mix diesen Smoothie strahlen lassen! Einfach kann so lecker sein...

1 Handvoll Brombeeren

1 Apfel

1 Banane

Ein paar Blätter Minze nach Belieben

Wasser oder crushed Eis

Alle Zutaten in den Mixer geben und cremig pürieren. In ein Glas füllen, mit einem zusätzlichen Minze Blatt dekorieren.

## Fett Adieu

Um Fett abzubauen braucht der Körper Vitamin C, dieser Smoothie regt die Verdauung an und unterstützt durch ganz viel Vitamin C auf natürlich aber effektiv die Fettverbrennung.

2-3 Kiwis

1 Orange

1 Apfel

1 Grapefruit

Die Kiwis, Orange und Grapefruit schälen, den Apfel entkernen, mixerfertig kleinschneiden und im Mixer pürieren.

## Einfach lecker

Dieser Smoothie schmeckt nach Sommer-pur! Die Himbeere verfügt über verhältnismäßig wenig Fruchtzucker und ist kalorienarm, dafür ist sie reich an Vitamin C, Vitamin A, Vitamin B und Calcium, unterstützt die Verdauung und stärkt das Immunsystem.

1 Handvoll Himbeeren

1 Handvoll Kirschen

1 Banane

Wasser oder crushed Eis

Die Kirschen entkernen, die Banane schälen und mit den Himbeeren im Mixer pürieren, Wasser nach Belieben hinzufügen.

## Erfrischender Genuss

Nicht nur kalorienarm, reich an Wasser und mit feiner Süsse kann die Wassermelone punkten, sie verfügt zudem über Inhaltsstoffe wie Kalium, Eisen, Calcium, Vitamin A und Vitamin C.

½ Wassermelone

1 Banane

1 Kiwi

1 Apfel

1 EL Ahornsirup (Reformhaus)

Die Wassermelone von der Schale lösen, die Banane und Kiwi schälen, den Apfel vom Gehäuse befreien, die Zutaten mixerfertig zerkleinern und im Mixer pürieren.

## Pflaumen-Blues

Pflaumen regen die Verdauung an und liefern durch ihren hohen Fruchtzuckeranteil schnelle Energie. Neben einem Vitamincocktail liefern Pflaumen auch wichtige Mineralstoffe wie Eisen, Zink, Magnesium und Kalium.

1 Handvoll Pflaumen

1 Banane

1 Apfel

8-10 Mandeln

Wasser

Die Pflaumen entkernen, Banane schälen, den Apfel kleinschneiden und entkernen, dann mit den weiteren Zutaten im Mixer pürieren.

## Der Appetitzügler

Einfach, aber effektiv! Sowohl Birnen als auch Grapefruit regen den Stoffwechsel an und wirken als natürliche Appetitzügler. Die Grapefruit enthält zusätzlich Bitterstoffe und viel Vitamin C, das die Fettverbrennung anregt.

2-3 Birnen

2 Grapefruits

Wasser

Die Grapefruits schälen, die Birnen  kleinschneiden und entkernen, alles in den Mixer geben und cremig pürieren.

## Himbeer-Orangen-Soul

Die Frische des Sommers in einem Glas. Schnell zubereitet, ist dieser Smoothie reich an Vitamin C, die Himbeeren sind jedoch nicht nur lecker, sondern haben antioxidative, entwässernde und blutreinigende Wirkung.

1 Handvoll Himbeeren

2 Orangen und etwas Orangenschalenabrieb

1 Banane

Wasser

Die Orangen und die Banane schälen und zusammen mit den Himbeeren im Mixer cremig pürieren.

## Alles Banane oder was?

Neben Vitamin B6 und Folsäure enthalten Bananen Kalium, Magnesium und Serotonin und sind Glücklichmacher!

¼ Wassermelone

1 gefrorene Banane

1 Birne

2-3 Strauchtomaten

Ein paar Blätter Basilikum

Wasser

Die Wassermelone von der Schale lösen, die Banane antauen lassen und schälen, zusammen mit den Tomaten und der Birne mixerfertig zerkleinern und im Mixer cremig pürieren.

# Powersmoothies für mehr Energie

*„Man soll dem Leib etwas Gutes bieten, damit die Seele Lust hat darin zu wohnen."*

*(Winston Churchill)*

Powersmoothies sind für mich grüne und auch bunte Smoothies, die angereichert mit Buttermilch, Kefir, Joghurt, Haferflocken gerade im Sommer, wenn man auf schwere und ermüdende Kost verzichten möchte, spielend leicht eine Mahlzeit ersetzen. Durch die Zusätze machen sie länger satt, ohne sich dabei aber als Kalorienfalle zu entpuppen. Noch dazu erweitern sie, durch eine veränderte Konsistenz und eine ungeahnte Geschmacksvielfalt, die Welt der Smoothies. Probieren Sie es aus!

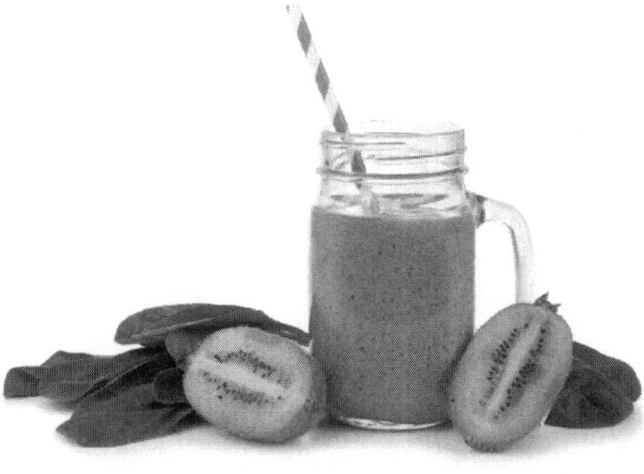

## Fruchtiges Erwachen

Leicht säuerlich und trotzdem fruchtig überrascht mein Lieblingsvorsommer-Smoothie mit guter Sättigung. Leicht in der Zubereitung, im Mai / Juni, wenn die Erdbeeren, frisch geerntet, am besten schmecken, verspricht er einen perfekten Start in den Tag. Ein wunderbarer ballaststoffreicher Vitamin C Mix!

3 Esslöffel Haferflocken

1 Banane

5-6 Erdbeeren mit oder ohne Grün

250 ml Buttermilch

Alle Zutaten in den Mixer geben und pürieren.

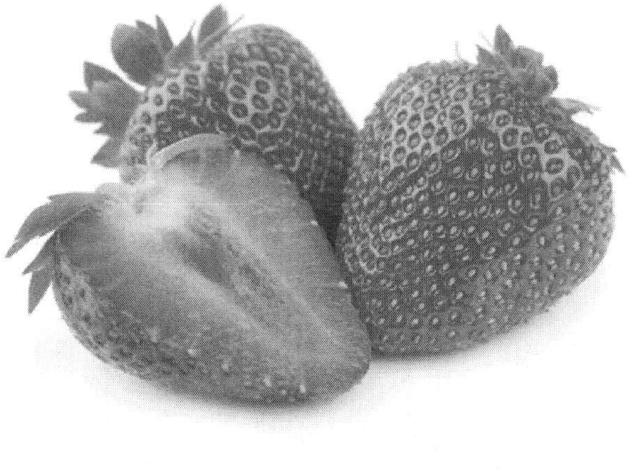

## Mango-Blues

Mango ist neben Vitaminen, reich an Kalium und unterstürzt damit effektiv den Muskelaufbau des Körpers. Ingwer hat einen starken Eigengeschmack und gibt jedem Smoothie eine eigene Note, strahlt aber mit enormen gesundheitlichen Benefit. Ingwer wirkt mitunter wie ein natürliches Schmerzmittel, auch gegen Muskelkater.

½ Mango

1 gefrorene Banane

½ cm Stück Ingwer

1 kl. Becher Naturjoghurt

1 Glas Mandelmilch

Die gefrorene Banane leicht antauen lassen und schälen. Nicht wundern, die Schale der Banane wird leicht dunkel wenn man sie einfriert, macht aber nix. Mango und Ingwer schälen, leicht zerkleinern und alles ab in den Mixer und pürieren. Ein cremiger Genuß!

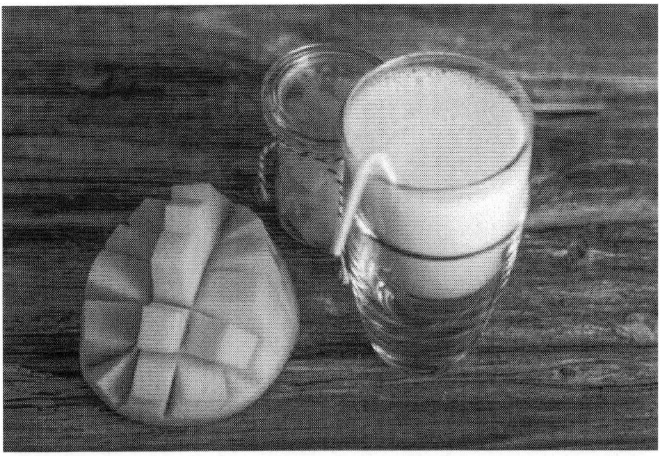

## Fit durch den Tag

Mittagstief? Fehlanzeige. Dieser Smoothie versorgt, reich an Vitaminen, Mineralstoffen, ungesättigten Fettsäuren und Spurenelementen, ihr Gehirn mit reichlich neuer Energie.

1 Handvoll Blattspinat

½ Avocado

6-8 Mandeln oder Walnüsse

1 kl. Becher Naturjoghurt (3,5% Fett)

Wasser

Nach Belieben mit Stevia oder Ahornsirup süßen.

Die Avocado halbieren und eine Hälfte auslöffeln, mit den anderen Zutaten in den Mixer geben und pürieren.

## Espresso-Soul

Warum nicht mal einen Espresso in den Smoothie mixen? Schmeckt unglaublich lecker, gibt dem Smoothie eine herbe feine Note, ist ein toller Kontrast zur Frische der Orange, und schafft neue Energie!

1 -2 Orangen

1 Espresso (abgekühlt)

1 Becher Naturjoghurt

½ cm Stück Ingwer

Wasser nach Belieben

Orange schälen, evl. noch ein bisschen Orangenschale abreiben und mit Honig süßen, alles zusammen in den Mixer und pürieren!

## Mandel-Kuss

Dieser Smoothie erweckt die Geister und eignet sich hervorragend als Frühstückssmoothie. Das Mandelmus lässt sich leicht verarbeiten und enthält neben Vitaminen und Mineralstoffen viel Eiweiß und wertvolle Fette.

1 Handvoll Beeren

1 Banane

1-2 EL Mandelmus (Reformhaus)

4-5 entkernte Datteln

2-3 EL Haferflocken oder basisches Müsli

1 kl. Becher Naturjoghurt

Wasser

Die Banane schälen und mit den übrigen Zutaten im Mixer cremig pürieren.

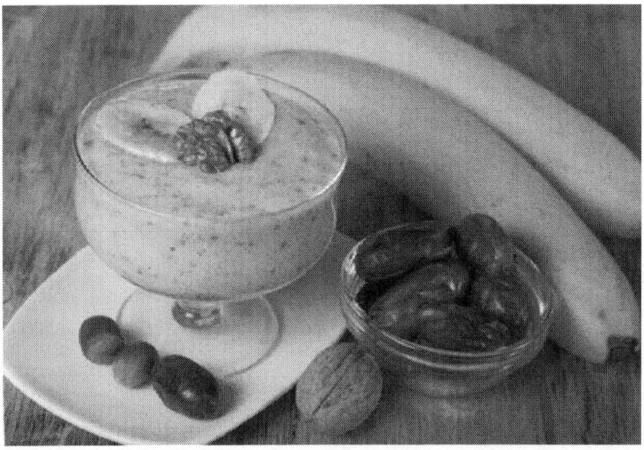

## Melonen-Zauber

Herrlich erfrischend überrascht dieser Honigmelonen Smoothie mit seinem feinen Geschmack. Die ätherischen Öle der Zitronenmelisse wirken entspannend und beruhigend und helfen auch beim Einschlafen.

½ Honigmelone

Saft einer Zitrone und etwas Zitronenschalenabrieb

4-6 Zitronenmelissen Blätter

250 ml Buttermilch oder Kefir

Nach Belieben mit Stevia süßen oder 1 TL Honig hinzugeben.

Die Melone von der Schale lösen und entkernen, dann in Stücke schneiden, zusammen mit dem Zitronensaft und den Blättern der Zitronenmelisse im Mixer pürieren. Auf Wunsch etwas Crushed Eis ins Glas geben, den Smoothie darüber gießen, rühren und servieren.

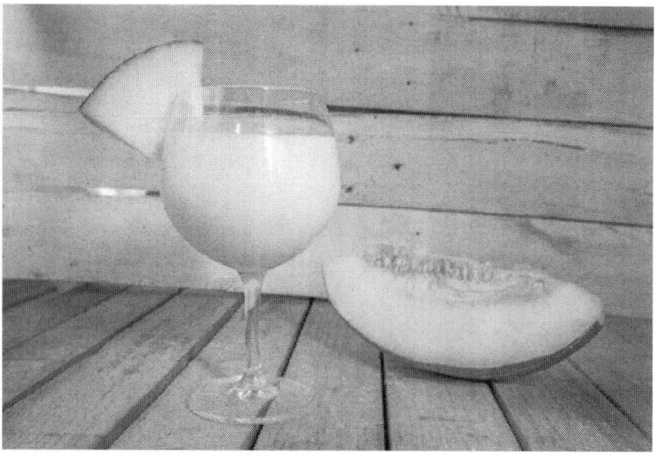

## Matcha-Kohlrabi-Genuss

Im Mai steht Kohlrabi auf dem Speiseplan, reich an Eisen ist auch sein Blattgrün schmackhaft und viel zu schade um im Biomüll zu landen. Reich an Chlorophyll, reinigt er das Blut und hilft bei der körperlichen Entgiftung.

2-3 Kohlrabiblätter

1 Handvoll Blattsalat

1-2 Orangen

5-6 Mandeln

2 TL Haferflocken

½ TL Matchapulver (Grünteepulver/Reformhaus)

Wasser oder crushed Eis

Die Orange schälen und mit den anderen Zutaten im Mixer pürieren bis eine cremige Masse entsteht.

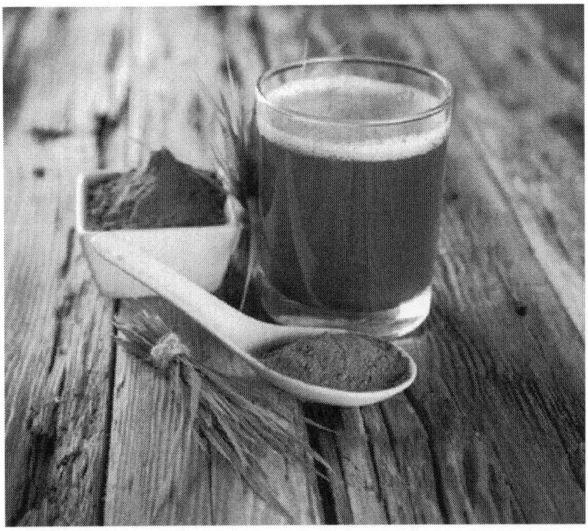

## Avocado-Blues

Deftig, statt süss, ist dieser Smoothie im Sommer weit mehr als eine erfrischende Alternative, bietet er doch eine cremige Würze, Sättigung und eine Fülle an wertvollen Inhaltsstoffen.

1 Avocado

1 Handvoll Rucolasalat

½ Bund Frühlingszwiebeln

1 Becher Joghurt

Saft einer Zitrone

½ TL Wasabipaste

Wasser

Die Avocado halbieren, vom Kern lösen und auslöffeln, dann mit den anderen Zutaten im Mixer cremig pürieren, nach Belieben mit Salz und Pfeffer abschmecken.

## Der Durstlöscher

Ein eiweißreicher und gleichzeitig kalorienarmer Sommer-Smoothie.

¼ Wassermelone

2 Pfirsiche

250 ml Buttermilch

Die Wassermelone von der Schale lösen, leicht zerkleinern, Pfirsiche entkernen, alles mit der Buttermilch im Mixer pürieren!

## Minzige Erfrischung

Wunderbar erfrischend und so gesund, versorgt uns dieser cremige Smoothie mit einer Portion Calcium und Kalium und viel Vitamin C.

6-8 Minzblätter

8-10 Korianderblätter

Saft einer Limette oder Zitrone und etwas Schalenabrieb

250 g Magerquark

Salz, Pfeffer nach Belieben

Wasser oder crushed Eis

Alle Zutaten in den Mixer, die Stiele der Minze und Korianders können mitverarbeitet werden, und cremig pürieren.

## Mundermacher-Smoothie

Nicht nur gesund, sondern auch lecker ist dieser Powersmoothie, der im Sommer spielend leicht eine leichte Mahlzeit ersetzt.

2-3 Tomaten

½ Avocado

6-8 Blätter Basilikum

1 Tasse Sojamilch

Wasser

Alle Zutaten leicht zerkleinern und im Mixer pürieren, nach Belieben salzen oder pfeffern.

## Mango-Beeren-Power

Einfach nur erfrischend, dazu angefüllt mit Ballaststoffen, Vitaminen und Mineralstoffen. Was will man mehr?

1 Mango

1 Handvoll Beeren (z.B. Brombeeren, Johannesbeeren, Himbeeren)

250 ml Kefir oder Buttermilch

2 TL Kürbis- oder Sonnenblumenkerne

Wasser

Mango Schälen und das Fruchtfleisch vom Kern befreien, mit den anderen Zutaten im Mixer pürieren, nach Belieben mit Stevia süssen.

## Ananas-Blues

Mit diesem Smoothie regen Sie nicht nur die Fettverbrennung an, sondern versorgen Ihren Körper auch mit vielen Vitaminen. Ideal für den kleinen Hunger zwischendurch.

½ Ananas

1 Apfel

2-3 TL Pistazien oder Walnüsse

1 Tasse Kokosmilch

Wasser

Die Ananas schälen, den Stumpf entfernen oder mit in den Mixer geben, den Apfel kleinschneiden und mit den geschälten Pistazien und der Kokosmilch im Mixer pürieren. Wasser nach Belieben hinzugeben und in ein Glas mit Eiswürfeln füllen. Lecker!

## Radieschen-Blues

Im Mai/Juni werden die heimischen Gurken und Radieschen reif und schmecken mit Zitronensaft nach würziger Frische. Das in Radieschen enthaltene Senföl beugt Krebserkrankungen vor. Radieschen sind reich an Vitamin A, Vitamin B und Vitamin C, enthalten Mineralstoffe wie Kalium, Calcium und Eisen und einfach megagesund!

1 Bund Radieschen

½ Salatgurke

Saft einer halben Zitrone

200g Magerquark

1 Frühlingszwiebel mit Grün

Wasser

Die Zutaten waschen und im Mixer pürieren. Wer möchte kann auch das Grün der Radieschen mit in den Mixer geben. Mit Salz und Pfeffer abschmecken.

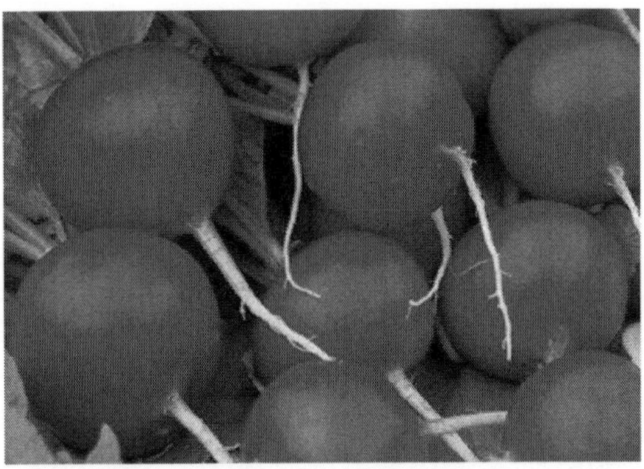

## Total verdattelt

Datteln sind reich an Ballaststoffen und Mineralien und liefern eine herrliche Süsse. Unter Zugabe der Nüsse kommen ungesättigte Fettsäuren hinzu und machen den Smoothie zu einem Powerdrink der Extraklasse. Im Sommer einfach anstelle eines Mittagessens geniessen.

1 Handvoll Datteln (entkernt)

½ Avocado

¼ Wassermelone

6-8 Mandeln

250 ml Milch oder wer etwas Säure liebt kann auch Kefir verwenden.

Wasser, nach Belieben mit Ahornsirup (Reformhaus) verfeinern

Die Avocado halbieren und auslöffeln, die Wassermelone von der Schale befreien und mit den anderen Zutaten im Mixer pürieren.

## Löwenzahn-Blues

Frische Süsse dazu eine breit gefächerte Vitalstoffpower stecken in diesem Smoothie.

2 Handvoll Löwenzahn

½ Ananas

1 Banane  und 1 Apfel

250 ml Buttermilch und Wasser

Den Löwenzahn waschen, das Obst schälen und im Mixer pürieren.

## Antioxidantien satt

Beeren liefern wichtige Ballaststoffe und haben hervorragende antioxidative Eigenschaften. Die Avocado ist voller ungesättigter Fettsäuren, Vitamine und Mineralstoffe, sie versorgt ihr Gehirn mit neuer Energie und gilt zu Recht als natürlicher Stresskiller.

1 Handvoll Erdbeeren

1 Handvoll Brombeeren

1 Handvoll Blaubeeren

½ Avocado

1-2 Tassen Sojamilch

2 EL geschrotete Leinsamen

Evl. Wasser

Die Avocado halbieren, eine Hälfte auslöffeln und mit den anderen Zutaten gemeinsam im Mixer pürieren.

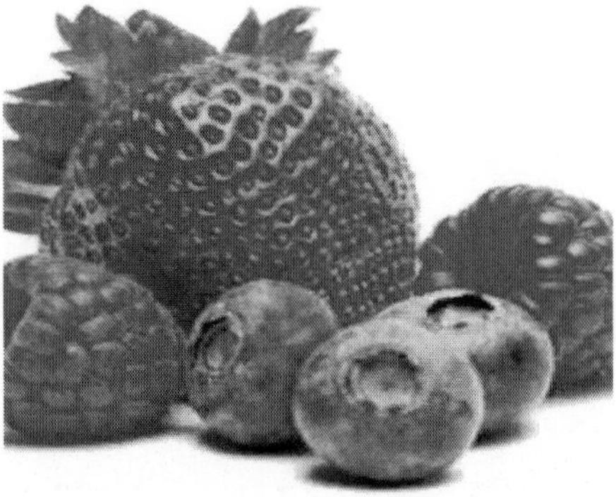

## Feigen-Soul

Dieser Smoothie weckt den Superman in Dir!

Im Hochsommer ist Feigenzeit, wer keine frischen Feigen bekommen kann, kann auch zu getrockneten Feigen greifen.

Feigen sind wahre Energiespender, unterstützen die Verdauung, helfen bei Konzentrationsschwäche und Müdigkeit. Sie sind reich an Vitaminen und Mineralstoffen, besonders reich sind sie an Provitamin A und Magnesium.

2-3 Röschen Brokkoli

1 Handvoll Babyblattspinat

3-4 Feigen

1 Banane

4-5 Walnüsse

1 Tasse Kokosmilch (oder Mandelmilch, Sojamilch)

Evl. Wasser

Die Banane schälen und mit den anderen Zutaten im Mixer cremig pürieren.

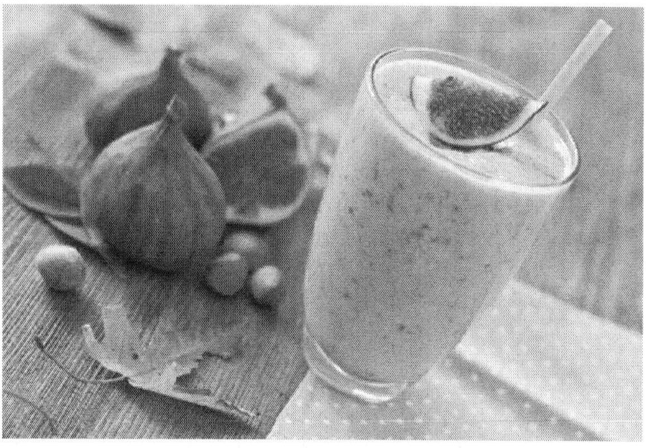

## Erdbeeren-Mandel-Blues

Erdbeeren sind nicht nur der Inbegriff von sonniger Süsse, man kann sie auch ganz ungehemmt schlemmen. Sie sind reich an Wasser und kalorienarm, enthalten jede Menge Vitamin C und stärken das Immunsystem. Mandeln sind zwar gehaltvoller, dafür versorgen sie uns mit essentiellen Fettsäuren, senken das Risiko von Herz- Kreislauf -Erkrankungen und sind gut für die Haut. Ein Wellness Smoothie!

1 Handvoll Erdbeeren mit Grün

1 Mango

1-2 Apfel

6-8 Mandeln

1 Tasse Mandelmilch (Reformhaus)

Wasser

Nach Belieben mit Stevia süssen

Die Mango schälen und das Mangofleisch um den Kern herum lösen, die Äpfel vom Kerngehäuse befreien und mit den übrigen Zutaten im Mixer cremig pürieren.

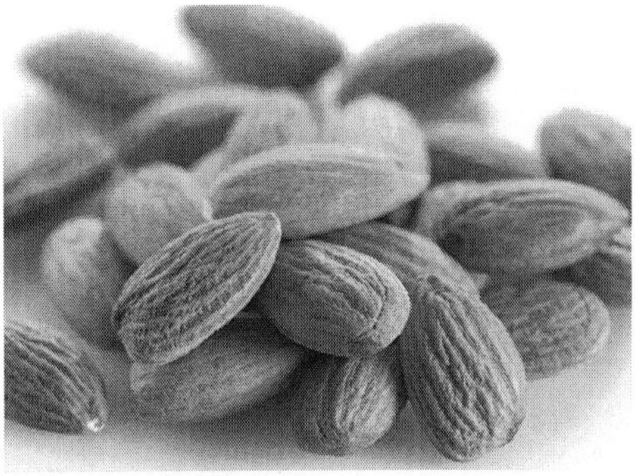

## Guten-Morgen-Smoothie

Fit in den Tag starten Sie mit diesem Muntermacher, der reich an Vitaminen und Mineralstoffen angenehm sättigt, ohne aber zu beschweren.

2 Orangen

1 Handvoll Himbeeren

1 Banane

3 EL Haferflocken

1 kl. Becher Naturjoghurt

1 TL Honig für die, die es süßer mögen

Wasser

Die Orangen und Banane schälen, alles mixerfertig zerkleinern und zusammen im Mixer pürieren.

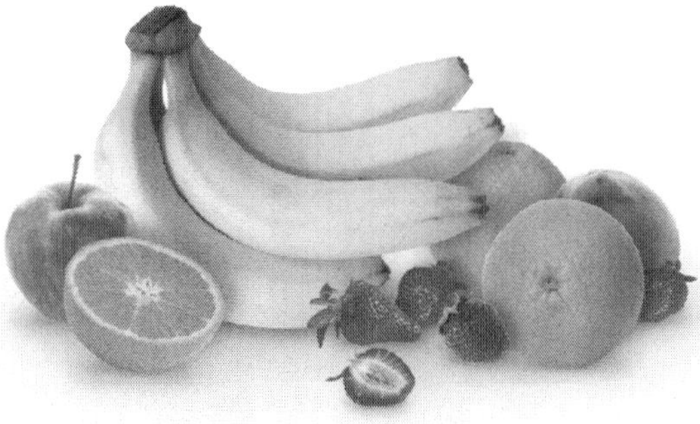

## Tomaten Frische

Gleich 17 Mineralstoffe und 13 Vitamine vereinen sich in einer Tomate, dazu paaren sich sekundäre Pflanzenstoffe, die vor Herz-Kreislauferkrankungen schützen. Genießen Sie diesen leichten Smoothie an einem heißen Sommertag als Mittagssnack.

2 Handvoll Cherrytomaten

½ Salatgurke

1 Becher Körniger Frischkäse

1-2 Stiele Dill

Salzen und pfeffern nach Belieben

Wasser oder Kefir

Die Zutaten waschen und zerkleinern, dann mit dem Frischkäse im Mixer pürieren, wer gerne etwas Biss erhalten möchte, die eine Hälfte des Frischkäses mixen, die andere Hälfte nach dem Mixvorgang unterheben.

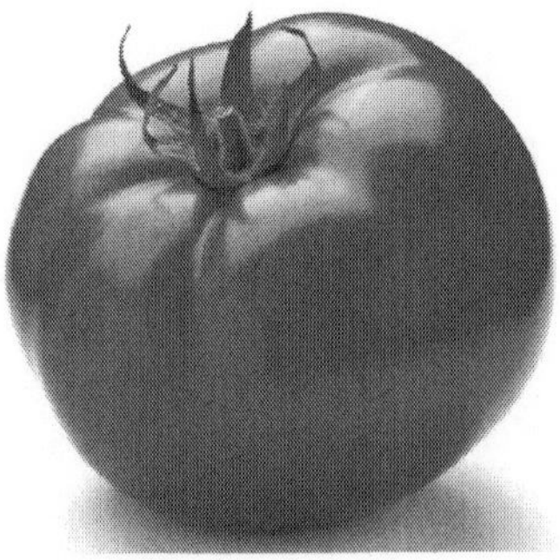

## Pfirsich-Blues

Pfirsiche sind nicht nur sehr beliebt sondern auch gesund. Mit ihrer Vitamin- und Mineralstoffvielfalt stärken sie das Immunsystem und wirken entwässernd auf den gesamten Körper. Der bittersüsse Geschmack der Grapefruit macht den Smoothie spritzig und durch ihre konzentrierten Vitamine zu einer echten Vitamin C Bombe. Grapefruit fördert die Verdauung und regt die Fettverbrennung an.

2 Pfirsiche

1 Banane

½ Honigmelone

1 Grapefruit

1 TL Mandelmuss (Reformhaus)

250 ml Buttermilch

Evl. Wasser

Die Melone von der Schale lösen, die Banane und Grapefruit schälen, die Pfirsiche entkernen, alle Zutaten etwas zerkleinern und mit dem Mandelmus im Mixer pürieren und einfach genießen.

# Fragen und Antworten

## Was bedeutet „Smoothie"?

Smoothies („smooth" – cremig, gleichmäßig, fein ) ist eine aus dem amerikanischen stammende Bezeichnung für Mixgetränke aus Obst und Milchprodukten. Hierbei wird meist die ganze Frucht im Mixer püriert, bis eine cremige Masse entsteht. Mittlerweile gibt es verschiedene Arten von Smoothies, grüne Smoothies bestehen aus Blattgrün und Obst, reine Obstsmoothies oder Smoothies, die mit z.B. mit Milchprodukten verfeinert werden.

## Sind Smoothies wirklich so gesund?

Ja. Smoothies sind reich an Antioxidantien, Vitaminen und Mineralstoffen, die unser Körper in zerkleinerter, „vorgekauter" Form noch besser verwerten kann. Gerade bei Blattgrün werden im Mixer die Zellwände aufgebrochen, die der Körper so vollständig aufnehmen kann. Auch Gemüsesorten, die wir sonst nicht so gerne essen, werden in Kombination mit Obst zu einem Powerdrink der wirklich schmeckt.

## Was ist Chlorophyll?

Chlorophyll ist das Farbpigment, das allen grünen Pflanzen ihre Farbe verleiht, umso mehr Chlorophyll eine Pflanze enthält desto größer ist auch unser gesundheitlicher Nutzen daraus. Es unterstützt uns beim Aufbau neuer Blutzellen und reinigt es und umso gesünder unser Blut ist, desto gesünder sind wir. Chlorophyll hilft bei der Wundheilung und ist wirksam in der Krebsprävention und Krebsbekämpfung. Chlorophyll nährt, vitalisiert und heilt.

## Was bewirken Antioxidantien?

Antioxidantien schützen unsere Zellen vor freien Radikalen. Sie springen da ein wo  freie Radikale unsere Zellen schädigen wollen und fangen diese ab und helfen uns somit maßgeblich dabei gesund und jung zu bleiben. Wichtige Antioxidantien sind Vitamin C, Vitamin E, Spurenelemente wie Zink, Eisen oder OPC das in Traubenkernen enthalten ist. Obst, Gemüse, Kräuter stecken voller Antioxidantien und sollten ein wesentlicher Bestandteil unserer Ernährung sein.

## Warum werden alle Zutaten roh verwendet?

Kochen und Braten geht immer einher mit Vitamin- und Mineralienverlust, umso naturbelassender die Produkte sind, desto größer ist der gesundheitliche Benefit.

## Kann ein Smoothie auch mal eine Mahlzeit ersetzen?

Voll und ganz. Ein Smoothie enthält alles was wir für unsere Körperfunktionen brauchen, er nährt uns ohne zu belasten, macht uns fit und holt uns aus dem Mittagstief.

## Wieviel Smoothies sollte ich trinken?

Grüne Smoothies enthalten weniger Kalorien als reine Obstsmoothies und können daher auch ungenierter genossen werden. Bei grünen Smoothies kann man pro Tag bis 1-1,5Liter trinken, bei reinen Obstsmoothies ungefähr bis 0,5 Liter. In dieser Größenordnung ersetzt man aber schon eine Mahlzeit damit. Im Normalfall reichen aber 1-2 Gläser um uns mit allen wichtigen Vitaminen und Mineralstoffen zu versorgen.

## Kann man Blattgrün einfrieren?

Immer wieder werde ich gefragt, ob man Blattgrün auch einfrieren kann. Ja, das kann man! Gerade wenn man zu viel eingekauft hat und dieses nicht verderben lassen möchte, bietet sich das Einfrieren besonders an. Dazu mixe ich das Blattgrün mit etwas Wasser, so dass eine breiige cremige Flüssigkeit entsteht. Frisch zubereitet fülle ich so meinen Brei-Smoothie in Eiswürfelbehälter ab und dann ab ins Gefrierfach damit. So hat man immer was im Haus und kann man bei der Zubereitung diese ganz einfach portionieren und der Smoothie wird sogar noch angenehm gekühlt serviert.

## Kann man Obst einfrieren und wie?

Ja, auch Obst lässt sich problemlos einfrieren und bleibt im Gefrierfach ca. 6-8 Monate haltbar. Damit möglichst wenig Vitamine verloren gehen, wäre es optimal das Obst direkt nach der Ernte direkt einfrieren. Davor sollte man sein Obst prüfen, es sollte reif, aber nicht überreif sein, auch Druckstellen sollten entfernt oder das entsprechende Obst aussortiert werden. Wer Platz sparen möchte, dem empfehle ich das Obst ebenfalls zu pürieren und dann einzufrieren, ansonsten einfach das Obst wenn nötig entkernen und dann so wie es ist in Gefrierbeutel luftdicht einpacken und einfrieren.

Auch ganze, reife Bananen kann man komplett ins Gefrierfach geben, die Schale dunkelt nach, schadet der Qualität der Banane aber nicht im Geringsten. Kurz vor der Verwendung nehmen Sie die Banane aus dem Gefrierfach, lassen diese kurz antauen, dann können Sie sie leicht schälen und sofort verwenden. Sollte es Probleme beim Schälen geben, helfen Sie mit einem Gemüseschäler nach.

## Kann ich einen herkömmlichen Mixer verwenden?

Viele Meinungen sagen, dass optimale Smoothie Resultate nur mit einem Hochleistungsmixer zu erreichen sind. Aber man kann durchaus mit einem herkömmlichen Mixer sehr gute Smoothies zaubern. Ich würde empfehlen das Obst etwas zu zerkleinern und sehr faserige Stängel nicht zu verwenden, auch keine Kerne, dann werden auch mit ihrem „normalen" Mixer nicht enttäuscht und können wunderbare Smoothies herstellen.

## Was mache ich, wenn mir eine Zutat für ein Rezept fehlt?

Ganz einfach, etwas anderes nehmen. Mit der Zeit entwickelt man sowieso ein ganz eigenes Verständnis dafür was einem besonders oder auch überhaupt nicht schmeckt und die Rezepte werden mehr und mehr Vorschläge, die man flexibel für sich erweitert oder auch verändert.

## Warum crushed Eis?

Eiswürfel oder crushed Eis verwende ich aus zweierlei Gründen sehr gerne. Zum einen liebe ich im Sommer gekühlte, erfrischende Smoothies, zum anderen erhitzt sich der Mixer, wenn er in Betrieb ist. Umso mehr Hitze sich entwickeln kann, desto mehr gehen auch Vitamine verloren. Ein gekühlter Smoothie ist somit nicht nur erfrischender, sondern auch reicher an Inhaltsstoffen.

## Wie lange kann ich einen Smoothie aufbewahren?

Am besten schmeckt ein Smoothie frisch, grüne Smoothies lassen sich wegen ihrer Antioxidantien aber bis zu 3 Tagen licht und luftgeschützt im Kühlschrank aufbewahren. Obstsmoothies sollten am besten innerhalb desselben Tages getrunken werden.

## Wo sollte ich meine Zutaten kaufen?

Am besten im Bioladen oder auf dem Wochenmarkt. Zusätze wie z.B. Ahornsirup im Reformhaus. Biologisch angebaute Gemüse enthalten weniger Schadstoffe und desto frischer die Ware ist, desto vitaminreicher ist sie auch.

## Warum sollte ich immer wieder anderes Blattgrün verwenden?

Fast jedes Blattgrün enthält Alkaloide (Oxalsäure), manche mehr und manche weniger. Besonders reich an Oxalsäure sind z.B. Blattspinat und Sauerampfer. Daher empfehle ich immer die jungen Blätter zu verwenden, da diese nicht nur milder im Geschmack sind, sondern auch weniger Oxalsäure enthalten. In Maßen sind diese Alkaloide gut verträglich, wenn man jetzt aber über Wochen nur Blattspinat in seinen Smoothies verarbeitet, kann es zu Vergiftungserscheinungen wie Durchfall, Kopfschmerzen und Übelkeit kommen. Wenn sie immer wieder ihre Blattgemüse variieren sind sie aber auf der sicheren Seite und kleine Mengen davon stärken sogar unser Immunsystem.

## Nachwort

Ich hoffe, ich konnte Sie für meine Lieblingsrezepte begeistern und meine Freude an der Zubereitung verschiedenster Smoothies mit Ihnen teilen.

Und jetzt ab durch den Frühling hinein in den Sommer, mit maximaler Vitalität, Leichtigkeit und unbeschwertem Genuss. Ich hoffe, Sie haben Ihren persönlichen Lieblingssmoothie bereits für sich entdeckt.

Denn das Leben ist bunt und gesund leben macht Spaß!

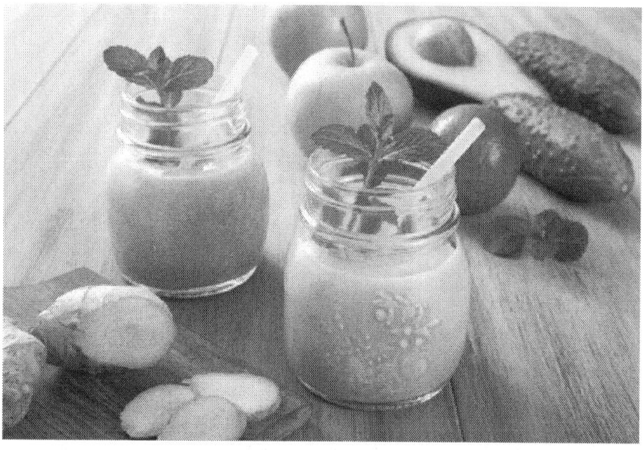

Die Inhalte dieses Buches wurden nach bestem Wissen erstellt und dienen zu Informationszwecken. Der Inhalt dieses Buches ist nicht als medizinischer Ratgeber zu verstehen. Für Richtigkeit und Vollständigkeit wird keine Haftung übernommen, entsprechendes gilt für Schäden durch den Gebrauch oder Missbrauch der in diesem Buch enthaltenen Informationen.

5414424R00035

Printed in Germany
by Amazon Distribution
GmbH, Leipzig